45 Ricette Come Soluzione All'osteoporosi:

Inizia A Mangiare I Cibi Migliori Per Le Ossa Per Renderle Forti E Sane

Di

Joe Correa CSN

COPYRIGHT

Questa pubblicazione è costruita per fornire informazioni accurate e accreditate riguardo all'argomento trattato. Esso viene venduto con la consapevolezza che nè l'autore nè la casa editrice sono impegnati a fornire consigli di tipo medico. Nel caso in cui si necessita consiglio medico o assistenza, consultare un medico. Questo libro viene considerato una guida da nonu sare in modo deleterio alla vostra salute. Consultare un medico prima di iniziare questo piano di nutrizione per assicurarsi che sia giusto per voi.

Ringraziamenti

Questo libro è dedicatoai miei amici e ai membri della mia famiglia che hanno avuto una lieve o grave malattia cosicchè possano trovare una soluzione e fare i cambiamenti necessari nella vostra vita.

45 Ricette Come Soluzione All'osteoporosi:

Inizia A Mangiare I Cibi Migliori Per Le Ossa Per Renderle Forti E Sane

Di

Joe Correa CSN

CONTENUTI

Copyright

Riconoscimenti

Sull'autore

Introduzione

45 Ricette Come Soluzione All'osteoporosi: Inizia A Mangiare I Cibi Migliori Per Le Ossa Per Renderle Forti E Sane

Ulteriori titoli da quest'autore

SULL'AUTORE

Dopo anni di ricerca, Credo onestamente nel potere che un'alimentazione giusta può avere sul corpo e la mente. La mia conoscenza ed esperienza mi ha aiutato a vivere in modo più sano negli anni e ho iniziato a condividerla con gli amici e la mia famiglia. Più si conosce sul mangiare e bere in modo salutare, prima si vorrà cambiare la propria vita e le proprie abitudini alimentari.

L'alimentazione è l'elemento chiave nel processo di essere salutari e vivere più a lungo, quindi iniziate oggi. Il primo passo è il più importante e il più significativo.

INTRODUZIONE

45 Ricette Come Soluzione All'osteoporosi: Inizia A Mangiare I Cibi Migliori Per Le Ossa Per Renderle Forti E Sane

Di Joe Correa CSN

Questo libro è una collezione di ricette delizione che contengono grandi quantità di calico, Vitamina: D, protenie e altri nutrient di importanza critica per mantenere e ottenere ossa forti e salutary.

L'osteorporosi è una malattia che rende le ossa deboli e possono fratturarsi e rompersi facilmente. Ci sono diversi fattori di rischio che possono influencare la decatenza delle ossa e l'osteoporosi. Questi fattori possono essere il genere, l'età, la corporatura, l'etnicità (Le donne bianche e asiatiche sono ad alto rischio, le donne ispaniche e di colore hanno un rischio minore), e la storia familiare. Altri fattori includono, livelli bassi di estrogeni, livelli bassi di calcio, magnesio e Vitamina:a D, uso di steroidi, medicinali, il fumo e l'acohol.

Avere una dieta bilanciata con calcio, magnesio, e Vitamina:a D può migliorare la salute delle ossa e prevenire l'osteoporosi. Sondaggi sulla nutrizione nazionale hanno dimostrato che la maggior parte delle persone non assumono la quantità necessaria di calico per far crescere le proprie ossa in modo forte. Adulti con età compresa tra 19-50 hanno bisogno di 1,000 mg di calico ogni giorno. Le donne con età tra 51-70 dovrebbero consumare 1,200 mg di calcio ogni giorno, nella proprio dieta, mentre gli uomini nella stessa fascia di età dovrebbero consumare 1,000 mg di calcio nella loro dieta.

I cibi ricci di calcio includono le verdure con foglie verde scuro, e i latticini. Mentre è stato dimostrato che un livello alto di ossalato nelle verdure come gli spinaci, il porro, e la barbabietola ostacolano l'assorbimento del calcio, le persone che hanno una dieta bilanciata non verranno influenzate. Una dieta piena di cereali, semi, cereal integrali, pesce contengono un quantitative elevato di magnesio che è essenziale per l'assorbimento e la conservazione del calico.

45 RICETTE COME SOLUZIONE ALL'OSTEOPOROSI: INIZIA A MANGIARE I CIBI MIGLIORI PER LE OSSA PER RENDERLE FORTI E SANE

1.   Insalata mista da giardino

Il tasso di assorbimento del calcio nelle verdure verdi è il 50% più alto rispetto al tasso di assorbimento del calico nel latte, che è del 32%. Una dieta ricca di verdure verdi conservano più calcio. Studi dimostrano che le verdure verdi hanno effetti potenti nel ridurre le fratture del bacino e che coloro che consumano la maggior parte della frutta e verdure nella loro dieta, hanno delle ossa più dense.

Ingredienti:

- 1 testa di lattuga romana
- 2 tazze di insalata verde
- ½ tazza di pomodori
- ½ tazza di carote, a pezzi
- ½ tazza di funghi button
- ½ tazza di peperoni, tagliati a striscioline

- ¼ tazza di cipolle

Condimento

- 1 tazza di maionese
- 1 tazza di panna acida
- 3 cucchiai di mostarda
- 6 cucchiai di miele
- 2 cucchiai di aceto bianco

Preparazione:

Mettere i funghi e il resto delle verdure in una ciotola.

In un'altra ciotola , mischiare insieme tutti gli Ingredienti per creare il condimento. Versare sulle verdure, mischiare e servire.

Quantità per portata:

Per: 7 persone • Quantità per portata: 228g

Calorie totali: 330

Grassi totali: 19.7g

Totale carboidrati: 36.4g

Proteine:e: 4.7g

Vitamina:e: Vitamina:a A 83%, Calcio 9%, Vitamina:a C 26, Ferro 14%

2.   3 pizze al formaggio

Una tazza di formaggio contiene 4 volte la quantità di calico di un bicchiere di latte. In particolare, la mozzarella contiene una quantità elevate di calcio. Il formaggio ha anche molte Proteine:e, contiene Vitamina:e A, B12 e altre Vitamina:e importanti che aiutano a migliorare il Sistema immunitario e I livelli di energia.

Ingredienti:

- 1 pacco di impasto per pizza
- 1 cucchiaio di salsa di pomodoro
- 1 lattina di pomotori a dadini
- ½ tazza di morrazella a stracci
- ½ tazza di parmigiano
- ½ tazza di formaggio romano
- 1 cucchiaio di origano
- 1 cucchiaio di basilico
- 1 Cucchiaio di Aglio
- 1 Cucchiaio di Cipolla
- 2 Cucchiai di Olio d'oliva

Preparazione:

Pre-riscaldare il forno a 200°C.

Stendere l'impasto della pizza e versare un filo d'olio.

Fare un sauté di aglio e cipolla a fuoco medio, finchè l'aglio è dorato e la cipolla traslucida. Aggiungere i pomodori in scatola e la salsa. Far cuocere a fuoco lento. Aggiungere le erbe, il sale e il pepe. Girare regolarmente. Continuare a cuocere a fuoco basso finchè la salsa si ispessisce.

Spargere il formaggio sulla salsa. Infornare per 15 minuti.

Quantità per porzione:

Dosi per: 5 persone• Quantità per porzione: 229g

Calorie 457

Grassi: 21.6g, Colesterolo: 47mg

Sodio: 1296mg, Potassio: 248mg

Carboidrati: 43.5g, Zuccheri: 7.4g

Proteine: 23.2g

Vitamina: A 27% • Vitamina: C 21% • Calcio: 51% • Ferro: 16%

3.   Torta al latte di burro e noci Pecan

Un grande sostituto del latte intero è quello scremato a basso contenuto di grassi. Contiene la stessa quantità di Calcio: con meno grassi e Colesterolo: il latte a basso contenuto di grassi o senza grassi è formulato per includere la Vitamina: D che aiuta il corpo ad assorbire il Calcio: I latticini forniscono al corpo dei nutrienti per la salute e lo sviluppo delle ossa.

Ingredienti:

- 1/2 tazza di Olio d'oliva
- 1 1/2 tazze Miele
- 3 uova
- 2 1/4 tazze di Farina
- 1 cucchiaino di Sale
- 3 1/2 cucchiaino di lievito per docli
- 1/4 tazze di latte a basso contenuto di grassi
- 1 cucchiaino di estratto di vaniglia

Burro di noci Pecan:

- 2 tazze di noci Pecan

- 1/8 cucchiaino di cannella

Preparazione:

Per preparare il burro di noci, tostare le noci in una teglia a 150°C per 5-10 minuti nel formo. Mischiare le noci ogni tanto per evitare che si brucino, poi far raffreddare. Inserire in un mixer e frullare finchè non raggiungono una consistenza cremosa. Aggiungere la cannella.

Pre-riscaldare il forno a 180°C.

Mischiare l'olio d'oliva e il miele fino a che tutto non è mischiato completamente. Per una torta leggera e soffice, aumentare la velocità del mixer per gli ultimi 2 minuti. In un'altra ciotola, sbattere le uova e aggiungere il miscuglio di olio d'oliva e miele. Aggiungere la farina, il bicarbonato di sodio e il sale. Sbattere a velocità bassa fino a che tutto e ben incorporato. Non mescolare troppo perchè la torta potrebbe risultare troppo dura. Aggiungere il latte e la vaniglia e sbattere lentamente per 30 secondi. Aumentare la velocità al Massimo per gli ultimi 2 minuti.

Persa il compost in una teglia 23x33 e infornare per 25-30 minuti.

Raffreddare a temperature ambiente, ricoprire abbondantemente la torta con il burro di noci.

Quantità per porzione:

Dosi per: 6 • Quantità per porzione: 162 g

Calorie 599

Grassi: 24.8 g, Colesterolo: 123mg

Sodio: 535mg, Potassio: 434mg

Carboidrati: 89.3g, Zuccheri: 51.3g

Proteine: 9.1 g

Vitamina: A 12% • Vitamina: C 17% • Calcio: 0% • Ferro: 17%

4.   Frullato di mango banana e fragole

Yogurt ha un basso contenuto di zucchero ma ha molte Proteine, Calcio e batteri che sono essenziali per il sistema immunitario. Una tazza di yogurt a basso contenuto di grasso fornisce il 42% del Calcio di cui abbiamo bisogno in media ogni giorno.

Ingredienti:

- 1 Mango, a fette
- 1 tazza di fragole
- 1 Banana, a fette
- 1 yogurt a basso contenuto di grassi

Preparazione:

Unire tutti gli Ingredienti in un frullatore, mischiare bene e buon appetito!

<u>Quantità per porzione:</u>

Dosi per: 1 • Quantità per porzione: 262 g

Calorie 151

Grassi: .8 g, Colesterolo: 0 mg

Sodio: 3 mg, Potassio: 643 mg

Carboidrati: 38.0 g, Zuccheri: 21.5 g

Proteine: 2.3 g

Vitamina: A 2% • Vitamina: C 158% • Calcio: 3% • Ferro: 5%

5.   Pudding di latte alle mandorle e cioccolato

La quantità di Calcio presente in una taccia di noci è quasi equivalente al quantitative di calcio presente in una tazza di latte. Le mandorle contengono un'elevata quantità di fibre e proteine che aiutano a soddisfare l'appetito.

Ingredienti:

- 2 1/2 tazze di latte di mandorle
- 1/2 tazza di polvere di cocco
- 1/2 tazza di Miele
- 1/8 cucchiaino di Sale
- 3 Cucchiaio di amido di mais
- 1 cucchiaio di estratto di vaniglia

Preparazione:

Versare il latte di mandorle, cacao in polvere, il miele e il sale in una padella media a temperature media. Usare uno sbattitore per mescolare il miscuglio di tanto in tanto. Bollire leggermente finchè non appaiono delle bollicine. Non portare a bollore. Aggiungere l'amido di mais nel miscuglio di latte di mandorle. Mischiare finchè l'amido e mischiato completamente e non ci sono grumi. Continuare a cuocere a fuoco lente. Aggiungere l'estratto di vaniglia. Girare e spostare dai fornelli.

Trasferire in piccole tazze e raffreddare.

Quantità per porzione:

Dosi per: 4 • Quantità per porzione: 193 g

Calorie 489

Grassi:37.2 g, Colesterolo: 0 mg

Sodio: 99 mg, Potassio: 666 mg

Carboidrati: 44.8 g, Zuccheri: 30.3 g

Proteine: 5.4 g

Vitamina: A 0% • Vitamina: C 7% • Calcio: 4% • Ferro: 23%

6.   Cavolo cinese in salsa di ostriche e aglio

Cavolo cinese, un popolare cavolo Cinese, è ricco di Vitamina C, A, calcio e fibre. Contiene anche una quantità di beta-carotene e carotenoidi come la luteina. Il cavolo cinese fornisce potassio per muscoli salutari e il funzionamente dei nervi e contiene vitamina B6 per grassi, carboidrati e proteine.

Ingredienti:

- 1 Cucchiaio di Aglio
- 1 Cucchiaio di olio vegetale
- 2 cucchiai di salsa di ostriche
- 3 tazze di cavolo cinese, tagliato a fette di 4 cm

Preparazione:

A temperature media, preparare un sauté di aglio e olio vegetale finchè l'aglio non diventa dorato. Aggiungere il cavolo e la salsa di ostriche. Girare e coprire la padella con un coperchio. Cuocere per 3-4 minuti o finchè il cavolo diventa verde scuro.

Quantità per porzione:

Dosi per: 1 • Quantità per porzione: 30 g

Calorie 137

Grassi: 13. 7g, Colesterolo: 0 mg

Sodio: 220 mg, Potassio: 38 mg

Carboidrati:3.6 g, Zuccheri: 0 g

Proteine: 0.6 g

Vitamina: A 0% • Vitamina: C 2% • Calcio: 4% • Ferro: 1%

7.   Zuppa di Pomodoro e Okra

L'Okra contiene un'alta quantità di fibre, acido folico, vitamin A, B6, C e minerali che sono essenziali per il corpo. Una tazza di okra fornisce l'8% della porzione di calcio. E' anche molto ricco di magnesio che fornisce un'assorbimento migliore di calico e fosforo.

Ingredienti:

- 1 tazza di Okra, tagliata
- 2 lattine da 400g di salsa di pomodoro
- 1 Cucchiaio di Aglio
- ¾ tazza di peperone rosso
- 1 Cipolla
- 1 Cucchiaio di timo fresco
- 1 Cucchiaio di Olio d'oliva
- 3 tazze di brodo di pollo
- Sale e pepe q.b.

Preparazione:

A fuoco medio, creare un sauté di aglio finchè diventa dorato e cipolla finchè diventa traslucido. Aggiungere il peperone verde. Versare la salsa nelle lattine e il brodo di pollo. Far cuocere a fuoco lento per 5 minuti. Aggiungere l'okra e cuocere a fuoco lento per altri 5 minuti. Aggiungere sale e pepe e guarnire con del timo fresco.

Quantità per porzione:

Dosi per: 5 • Quantità per porzione: 365 g

Calorie 111

Grassi: 4.1 g, Colesterolo: 0 mg

Sodio: 1300 mg, Potassio: 786 mg

Carboidrati: 14.4 g, Zuccheri: 9.1 g

Proteine: 6.0 g

Vitamina: A 23 % • Vitamina: C 60 % • Calcio: 6% • Ferro: 16 %

8.   Zuppa di crema di broccoli

Tra le risorse di calico al di fuori dei latticini, insieme alle verdure con foglie scure, i broccoli sono considerati la seconda risorsa di calcio. Una tazza di broccoli contiene più di 40mg di calcio. E' un'eccellente risorsa di Vitamina C, B6, A, e ferro, fosforo, potassio, selenio, riboflavin e altri minerali che rendono questa verdure un super-food.

Ingredienti:

- 3 tazze di Broccoli
- 2 Cucchiaio di Cipolla
- ½ tazza di sedano a fette
- 3 tazze di brodo di pollo
- 1 Cucchiaio di Aglio
- 1 Cucchiaio di Olio d'oliva
- ¼ tazza di porri
- 1 tazza di latte a basso contenuto di grassi
- 1/8 Cucchiaino di prezzemolo
- 1/8 Cucchiaino di timo
- 1 Cucchiaio di foglia d'alloro

- 1/8 cucchiaino di Sale

- 1/8 cucchiaino di peperono

- ½ tazza di crostini

A temperatura media, fare un sauté di cipolla, aglio, porro, e sedano in olio d'oliva. Fare un Sauté finchè la cipolla diventa traslucida, l'aglio è leggermente dorato, e il porro e il sedano si ammorbidiscono leggermente. Aggiungere i broccoli e poi il brodo di pollo. Abbassare il fuoco, coprire la padella con un coperchio e cuocere finchè i broccoli sono morbidi. Rimuovere dal fuoco e far raffreddare. Trasferire in un mixer e creare una purea insieme alle erbe. Condire con sale e pepe. Servire con crostini.

Quantità per porzione:

Dosi per: 4 • Quantità per porzione: 353 g

Calorie 145

Grassi: 5.3g, Colesterolo: 11mg

Sodio: 789mg, Potassio: 558mg

Carboidrati:16.1 g, Zuccheri: 5.4g

Proteine: 8.9g

Vitamina: A 16% • Vitamina: C 105% • Calcio: 14% • Ferro: 9%

9. Merluzzo con vinaigrette di rosmarino su fagiolini

I fagiolini sono ricchi di Ferro, folati, riboflavina, vitamina A, C, K, magnesio e potassio. Una dieta ricca di Vitamina K è associata ad un rischio minore di frattura ossea, migliora l'assorbimento di calcio e reduce la secrezione urinaria del calcio.

Ingredienti:

- 4 filetti di merluzzo, senza ossa e pelle
- 2 tazze di fagiolini tagliati in pezzi da 5cm
- 2 patate dolci
- 1 tazza di pomodori ciliegine, forati con una forchetta e coltello sulla punta
- 2 Cucchiai di olio extra vergine d'oliva
- Sale e pepe q.b.
- Rosemary vinaigrette:
- 2/3 di una tazza di olio extra vergine d'oliva
- 1/3 tazza di succo di limone
- 1 cucchiaino di scorza di limone
- 1 Cucchiaio di rosmarino

- 1 Cucchiaio di prezzemolo

- 1 Cucchiaio di Aglio

- 3 cucchiai di mostarda Dijon

- 2 cucchiaini di Miele

- ½ cucchiaino di pepe nero

- Sale q.b.

Preparazione:

Per preparare la vinaigrette, lavare bene i due limoni prima di rimuovere la buccia. Sbucciare un limone e strizzare tutto. In una piccolo ciotola, unire la scorza di limona, il succo di limone, la mostarda, il miele, il rosmarino, il prezzemolo, l'aglio, e il pepe nero. Mischiare rapidamente. Versare lentamente l'olio d'oliva. Mischiare finchè la consistenza è leggermente morbida. Condire con sale quanto basta.

In una padella, scaldare l'olio d'oliva a fuoco alto. Posizionare il merluzzo dove il fumo è appena visibile. Scottare per 2-3 minuti o finchè c'è una crosta dorata sul pesce. Girare lentamente il pesce e far scottare dall'altro lato per altri 2-3 minuti o finchè il pesce è opaco e friabile. Rimuovere dal fuoco e mettere da parte.

Nella stessa padella, a fuoco medio, fare un sauté con le cipolle e pomodori, se vengono precedentemente bucate il sugo penetrerà perfettamente. Unire I fagiolini e cuocere finchè sono teneri. Trasferire in un piatto. Posizionare il merluzzo, spruzzare con la vinaigrette di rosmarino e buon appetito!

Quantità per porzione:

Dosi per: 4 • Quantità per porzione: 204 g

Calorie 356

Grassi:34.1 g, Colesterolo: 0mg

Sodio: 91 mg, Potassio: 336mg

Carboidrati:15.5 g, Zuccheri: 7.2g

Proteine: 2.4 g

Vitamina: A 17 % • Vitamina: C 37 % • Calcio: 6% • Ferro: 7 %

10. Sardine in lattina

Consumare pesce che contiene le proprie ossa è un'altro modo per avere una dieta ricca di calcio. Le sardine in scatola forniscono una quantità di acidi grassi come gli omega-3,6,9, e la vitamina D che è necessaria per l'assorbimento delle ossa.

Ingredienti:

- 1 bottilglia di sardine Spagnole
- 1 Cucchiaio d'Aglio
- 250 g. di pasta

Preparazione:

Bollire la pasta in acqua condita con sale a fuoco medio. Far cuocere finchè la pasta è al dente. Rimuovere dalla pentola e trasferire su un piatto.

An fuoco medio, fare un sauté di aglio fino a farlo dorare. Aggiungere una lattina di sardine e girare per circa 2-3 minuti. Rimuovere dal calore. Trasferire sulla pasta. Buon appetito!

Quantità per porzione:

Dosi per: 2 • Quantità per porzione: 135 g

Calorie 379

Grassi: 3.6 g, Colesterolo: 100mg

Sodio: 64mg, Potassio: 264mg

Carboidrati: 69.8g, Zuccheri: 0g

Proteine: 15.9g

Vitamina: A 1% • Vitamina: C 7% • Calcio: 2% • Ferro: 26%

11.   Pollo fritto in cavolo verde

I cavoli Verdi sono una buona risorsa di calcio, fibre dietetiche, oltre a vitamine A e C. Sono poveri di sodio e grassi. I cavoli verdi sono anche usati come disintossicanti per le tossine.

Ingredienti:

- 300 g. di petto di pollo, tagliate a strisce
- 2 Cucchiai di Aglio, tagliato
- 1 pacco di cavolo verde congelato e tagliato
- 2 Cucchiai di olio d'oliva
- Sale e pepe q.b.
- ½ tazza di aceto di mela

Preparazione:

A fuoco medio, soffriggere l'aglio il pollo e l'olio d'oliva fino a far indorare il pollo. Aggiungere I cavoli verdi. Cuocere finchè i cavoli si afflosciano. Aggiungere l'aceto di mele. Condire con sale e pepe a gusto. Cuocere a fuoco lento per 2 minuti. Rimuovere dal fuoco e servire su un piatto.

Quantità per porzione:

Dosi per: 3 • Quantità per porzione: 216 g

Calorie 278

Grassi: 13.3g, Colesterolo: 86mg

Sodio: 128 mg, Potassio: 306 mg

Carboidrati: 5.6 g, Zuccheri: 0 g

Proteine:33.8 g

Vitamina: A 40% • Vitamina: C 33% • Calcio: 9 % • Ferro: 8%

12. Pollo al forno e salsa besciamella con spinaci e funghi

Una tazza di spinaci contiente 300mg. di calcio insieme ad altre Vitamine, minerali e nutrienti. Tuttavia, è importante sapere che aumentare il consume di spinaci è controproducente all'assorbimento del calcio, a causa dell'elevata quantità di ossalati che contiene.

Ingredienti:

- 2 filetti di petti di pollo
- 2 tazze di spinaci
- 1 Cucchiaio di Aglio, tagliato
- 1 Cucchiaio di Cipolla, tagliato

Salsa besciamella:

- 2 Cucchiai di Olio d'oliva
- 4 1/2 Cucchiai di Farina
- 3 tazze di latte con pochi grassi
- ½ tazza di funghi Button, tagliati finemente
- 1 cucchiaino di sale
- 1/8 cucchiaino di nocemoscata

- 1/8 cucchiaino di pepe

Preparazione:

In una piccolo padella, a fuoco basso, versare il latte e scaldare. Non bollire. Rimuovere dai fornelli e coprire.

In un'altra padella a temperature media, aggiungere l'olio d'oliva poi la farina. Girare finchè il compost è omogeneo. Continuare a cuocere per 5 minuti finchè cambia colore da scuro a dorato. Non marrone. Abbassare il fuoco. Versare lentamente metà latte e mischiare rapidamente finchè il miscuglio è leggermente umido, non acquoso. Aggiungere lentamente mischiando il restante latte. Aggiungere i funghi. Girare per circa 3 minuti o fino a far ispessire la salsa e farla diventare cremosa. Condire la besciamella con la noce moscata, sale e pepe.

In una padella grande, a fuoco medio, fare un sauté di aglio e cipolla per farla diventare traslucida. Aggiungere il pollo e cuocere per 5 minuti fino a farlo dorare. Girare dall'altro lato e cuocere per altri 5 minuti finchè non è marrone chiaro. Unire gli spinaci e cuocere finchè non diventano flosci. Trasferire su un piatto e versare sopra la besciamella.

Quantità per porzione:

Dosi per: 4 • Quantità per porzione: 315 g

Calorie 311

Grassi: 10.8 g, Colesterolo: 98mg

Sodio: 815 mg, Potassio: 629 mg

Carboidrati:17.7 g, Zuccheri: 9.9g

Proteine: 35.6 g

Vitamina: A 39% • Vitamina: C 9% • Calcio: 25% • Ferro: 13%

13.   Pasta con Carciofi e gamberi cremosi

I Carciofi sono ricchi di fibre, magnesio, potassio, ferro, vitamina A, C, B3 e B9. Un grande carciofo contiene il 7% del quantitativo di calcio dietetico.

Ingredienti:

- 250 g. Pasta, non cotta
- 3 tazze di latte a basso contenuto di grassi
- 3 Cucchiai di Farina
- 1 tazza di brodo di pollo
- 1 lattina di cuori di carciofo, asciugati e tagliati a metà
- 1 tazza di formaggio Cheddar, grattugiato
- ½ tazza di gamberi, sbucciati e puliti
- Sale e pepe q.b.
- 1 Cucchiaio di olio extra vergine d'oliva
- Prezzemolo per guarnire

Preparazione:

Bollire la pasta a fuoco medio, in acqua salata. Cuocere finchè la pasta è al dente. Rimuovere dai fornelli e mettere da parte.

A fuoco medio, fare un sauté di cipolla e gamberi finchè la cipolla è traslucida e I gamberi sono rosa brillante. Unire I carciofi, cuocere per 1-2 minuti finchè il colore è acceso. Versare il brodo e far cuocere a fuoco lento.

In una ciotola a parte, mischiare latte, farina, formaggio e pepe. Versare il miscuglio in una padella e girare. Cuocere a fuoco basso fino a far ispessire la salsa. Versarla poi sulla pasta. Guarnire col prezzemolo.

Quantità per porzione:

Dosi per: 5 • Quantità per porzione: 297 g

Calorie 333

Grassi: 10.4 g, Colesterolo: 68 mg

Sodio: 395 mg, Potassio: 473 mg

Carboidrati: 41.4 g, Zuccheri: 8.1 g

Proteine: 18.5g

Vitamina: A 11% • Vitamina: C 5% • Calcio: 36 % • Ferro: 14%

14.   Le patate al forno gratinate con i cavoli di Bruxelles

Una tazza di cavoli di Bruxelles ha 37 mg di Calcio. Sono ricchi di fibre, magnesio, potassio, tiamina, vitamina A, B6 and C.

Ingredienti:

- 1 tazza di cavoli di Bruzelles, tagliando la parte finale e rimuòvendo le foglie più esterne
- 3 patate grandi, tagliate a fettine
- 2 tazze di formaggio cheddar, stracciato
- 3 Cucchiai di Olio d'oliva
- 1 Cucchiaio di Cipolla, a dadini
- 1 cucchiaino di Sale
- ½ cucchiaino di Timo
- ⅛ cucchiaino di Pepe
- 1 Cucchiaio di prezzemolo

Preparazione:

Pre-riscaldare il forno a 220°C. Ungere 2 quarti di una teglia da forno, usando dell'olio.

Spargere in modo uniforme le fette di patate e mettere da parte. In una piccolo padella, a fuoco medio, scaldare l'olio d'oliva. Aggiungere la cipolla, il sale, il pepe, il timo e I cavolini tagliati grossolanamente. Soffriggere finchè la cipolla diventa traslucida e la parte esterna dei cavoli diventano di un marroncino chiaro. Remuovere dal fuoco e versare il miscuglio sulle patate fino a coprirle totalmente. Coprire la teglia con della stagnola e cuocere per 45 minuti. Spargere del formaggio e prezzemolo finchè le patate e i cavolini di Brussel sono completamente coperti.

Infornare di nuovo, senza carta stagnola, per 15 minuti o fino a che il formaggio si scioglie.

Quantità per porzione:

 Dosi per: 5 • Quantità per porzione: 297 g

Calorie 405

Grassi: 22.2 g, Colesterolo: 66 mg

Sodio: 813 mg, Potassio: 1024 mg

Carboidrati: 37.3 g, Zuccheri: 3.3g

Proteine: 15.7 g

Vitamina: A 18% • Vitamina: C 100% • Calcio: 36% •

Ferro: 10 %

15.   Cozze con asparagi e aglio

Una tazza di asparagi ha 32.2 mg di calcio. In una fascio di asparagi, il contenuto di calcio è 3 mg. Gli asparagi contengono fitonutrienti anti-infiammatori, nutrient antiossidanti, incluse la vitamina C, beta-carotene, vitamina E, e i minerali come zinco, magnesio, e selenio.

Ingredienti:

- 3 lbs. cozze fresche, scolare, strofinate e private della peluria (rimuovendo il filo ruvido sul lato)
- 2 tazze di asparagi, tagliati a uno spessore di 2,5 cm
- 2 Cucchiai di aglio
- 3 Cucchiai di basilico
- 2 Cucchiai di cipollotti
- 2 Cucchiai di salsa di pesce
- ¼ tazza di Olio d'oliva
- pepe q.b.

Preparazione:

A fuoco alto, fare un sauté di aglio in olio d'oliva finchè diventa dorato. Aggiungere le cozze e gli asparagi. Soffriggere fino a quando i gusci delle cozze iniziano ad aprirsi e gli asparagi sono croccanti ma teneri all'interno. Questo impiegherà circa 5-7 minuti. Versare la salsa di pesce. Mettere da parte le cozze che non si sono aperte. Aggiungere il basilica e il cipollotto. Continuare a girare per un minute finchè il cipollotto si scurisce. Aggiungere pepe. Rimuovere dai fornelli e trasferire su un piatto.

Quantità per porzione:

Dosi per: 5 • Quantità per porzione: 352 g

Calorie 335

Grassi: 15.4g, Colesterolo: 101 mg

Sodio: 1402mg, Potassio: 1028mg

Carboidrati: 13.7g, Zuccheri: 1.4g

Proteine: 34.3g

Vitamina: A 25 % • Vitamina: C 44% • Calcio: 10 % •

Ferro: 67 %

16.   Insalata di frutta con carne alla crema di cocco

Il cocco è pieno di nutrient e ricco di vitamina C, E, B1, B3, B5, B6, fibre dietetiche e minerali come il calcio, magnesio, fosforo, ferro, selenio, e sodio. Questo può essere un buon sostituto al latte di mucca perchè il latte di cocco è senza lattosio. Contiene anche una quantità significativa di grasso e acido laurico che si converte in monalaurino che ha proprietà antibatteriche e antivirali.

Ingredienti:

- 1 tazza di carne al cocco, stracciata
- 1/2 tazza di fragole, a metà
- ½ tazza di uva
- 1/2 tazza di mirtilli
- 1/2 tazza di mele, a dadini
- 1/2 tazza di ananas, a dadini
- 1 kiwi, tagliato
- 400 g. di latte condensato in lattina senza zucchero.
- 400 g. di latte evaporato

Preparazione:

Lavare interamente la frutta. Tagliare le fragole, apple, l'ananas e il kiwi. Unire in tutti gli Ingredienti in una grande ciotola, girare, far rafffreddare e buon appetito!

Quantità per porzione:

 Dosi per: 5 • Quantità per porzione: 257 g

Calorie 463

Grassi: 18.6g, Colesterolo: 50mg

Sodio: 191mg, Potassio: 742mg

Carboidrati: 64.7 g, Zuccheri: 60.3g

Proteine:12.9 g

Vitamina: A 9% • Vitamina: C 64% • Calcio: 45% • Ferro: 17%

17.   Zuppa cremosa di zucca butternut

La zucca butternut è una delle varietà di zucche più comuni. Una tazza di zucca è una delle varietà più comuni. E fornisce il 43,7% del fabbisogno di vitamina A, 52% della vitamina C, il 10% o più di vitamina E, il 7% di calcio e il 5% di Ferro. Contiene vitamina B-6, magnesio, niacina, tiamina, folati, acido pantotenico, e manganese. Viene usato per abbassare la pressione del sangue, per prevenire l'asma, gestire il diabete, prevenire il cancro e promuovere una cura salutare dei capelli e della pella.

Ingredienti:

- 3 tazze di zucca squash, a cubetti
- 1 Cucchiaio di aglio
- ¼ tazza di zenzero fresco, tagliato a pezzi grandi
- 1 Cucchiaio di Cipolla, a dadini
- 2 Cucchiai d' Olio d'oliva
- 2 tazze di brodo di pollo
- ½ tazza di panna intera
- Sale e pepe q.b.

Preparazione:

A fuoco medio, fare un sauté d'aglio, lo zenzero e la cipolla nell'olio d'oliva fino a farlo diventare traslucido. Aggiungere la zucca e girare per circa un minuto o due. Versare il brodo di pollo e far bollire. Abbassare il calore e far cuocere finchè è tenero. Raffreddare e fare una purea a gruppi. Aggiungere la panna e condire con sale e pepe a gusti personali. Buon appetito!

Quantità per porzione:

 Dosi per: 3 • Quantità per porzione: 346 g

Calorie 249

Grassi: 17.7g, Colesterolo: 27mg

Sodio: 525mg, Potassio: 631mg

Carboidrati: 23.8g, Zuccheri: 4.0 g

Proteine: 3.1 g

Vitamina: A 304% • Vitamina: C 52% • Calcio: 10% • Ferro: 11%

18.   Sandwich di Tacchino al formaggio e avocado e uovo fritto

Una tazza di purea di avocado ha 27.6mg di calcio e 7 mg di fibre dietetiche. Contiene una quantità elevate di acidi grassi, protein e vitamina K, che funziona in sinergia con la vitamina D e aiutare a regolare gil osteoclasti. Contiene vitamina C, cruciale per la produzione di collagene e Proteine che promuove la salute delle ossa e della cartilagine. Contiene anche boro che riguarda il metabolism delle ossa e vitamina D che regola la quantità del calcio calcio e escrezioni di magnesio.

Ingredienti:

- 2 fette di pane integrale
- 1 Cucchiaio di Avocado, sbucciato, snocciolato e schiacciato
- 1 uovo fritto
- 70 g. di tacchino, a pezzi
- ½ cucchiaino di Maionese
- 1 fetta di formaggio Gruyere

Preparazione:

In una piccolo ciotola, mischiare il tacchino con la maionese. Mettere da parte.

Spalmare l'avocado su entrambi I lati del pane. Creare strati di uovo fritto, tacchino con maionese e formaggio su una fetta di pane. Coprire il sandwich con un'altra fetta. Buon appetito!

Quantità per porzione:

Dosi per: 1 • Quantità per porzione: 116 g

Calorie 294

Grassi: 23.4 g, Colesterolo: 226mg

Sodio: 562 mg, Potassio: 208mg

Carboidrati: 2.3g, Zuccheri: g

Proteine: 18.8 g

Vitamina: A 13% • Vitamina: C 3% • Calcio: 32% • Ferro: 7%

19.   Manzo in zuppa di pomodori e sedano

2 tazze di sedano contengono 81 mg di calcio. Il sedano contiene unique non-starch polysaccharide, which is responsible for its anti-inflammatory property. E' ricca di antiossidanti come la Vitamina C e flavonoidi.

Ingredienti:

- 1 tazza di sedano, a pezzi
- 200 g. di manzo, tritato
- 1 cipolla, tagliata
- 2 tazze di brodo vegetali
- 2 lattine da 400g. di pomodori a dadini
- 1 Cucchiaio di Basilico

Preparazione:

A fuoco medio, creare un sauté di sedano e cipolla in olio d'oliva fino alla cipolla è traslucida. Aggiungere la carne tritata di manzo e soffriggere finchè è marroncino in modo uniforme. Versare le lattine di pomodori a dadini e il brodo di verdure. Girare e far cuocere per 5 minuti o fino a che inizia a bollire leggermente.

Quantità per porzione:

Dosi per: 2• Quantità per porzione: 207g

Calorie 216

Grassi: 6.4g, Colesterolo: 89mg

Sodio: 109 mg, Potassio: 618 mg

Carboidrati: 6.7 g, Zuccheri:3.0 g

Proteine: 31.1g

Vitamina: A 6% • Vitamina: C 9% • Calcio: 4% • Ferro: 106%

20.   Pollo arrostito con erbe e con i porri

Una tazza di porri ha 52.5 mg di calcio. Ha una combinazione di flavonoidi. I nutrienti che contengono zolfo, come l'alluminio, che sono note per possedere proprietà antiossidanti che proteggono dalle malattie del cuore e il cancro.

Ingredienti:

- 6 pezzi di cosce di pollo
- 2 Cucchiai di Aglio
- 2 Cucchiai di Cipolla
- 1 tazza di sedano
- 1 tazza di carote
- 2 Cucchiai di farina
- 1 Cucchiaio di timo
- 1 Cucchiaio di prezzemolo
- ½ tazza d'Olio d'oliva
- ½ tazza di vino bianco

Preparazione:

Pre-riscaldare il forno a 230°C

In una teglia da forno, inserire l'aglio, la cipolla, il sedano, le carote, il timo e il prezzemolo e ricoprire con olio d'oliva. Condire con sale e pepe.

Strofinare leggermente le cosce di pollo con olio d'oliva e condire con il timo, sale e pepe. E sistemare sopra le verdure. Versare il vino bianco. Infornare per circa 35-40 minuti. Quando il pollo è fatto, tutti i succhi andranno via.

Quantità per porzione:

Dosi per: 2 • Quantità per porzione: 234 g

Calorie 568

Grassi: 50.7 g, Colesterolo: 0mg

Sodio: 52mg, Potassio: 359mg

Carboidrati: 21.2g, Zuccheri: 5.4 g

Proteine: 2.3 g

Vitamina: A 203% • Vitamina: C 21% • Calcio: 8% • Ferro: 19%

21.   I biscotti d'avena con le mandorle e il cioccolato con i semi di zucca.

Una tazza di semi di zucca ha 35.2 mg. di calcio e 262 mg. e magnesio. I semi di zucca sono una buona risorsa della Vitamina B, tiamina, niacina, folati, e l'acido pantotenico. Il componente chimico L-triptofano aiuta a   regolare il comportamento.

Ingredienti:

- 1 1/2 tazza di semi di zucca, in purea
- 1/2 tazza di pasta di mandorle
- 1 tazza di Olio d'oliva
- 2 Cucchiaio di olio extra vergine d'oliva
- 2 tazze di miele
- 1 albume
- 1 cucchiaino di estratto di vaniglia
- 1 ¼ tazze di farina
- ½ cucchiaino di sale
- 1 cucchiaino di bicarbonate di sodio
- 3 tazze di fiocchi d'avena freschi
- 1 tazza di cacao in polvere

Preparazione:

Per fare la purea, arrostire i semi in olio extra vergine d'oliva a fuoco medio per 15-25 minuti finchè i semi di sesamo sono marroncino chiaro. Girare i semi per 10 Raffreddare e trasferire in un frullatore. Mischiare per 5 minuti finchè non si ammorbidisce.

Pre-riscaldare il forno a 180°C.

Usando un mixer, sbattere l'olio d'oliva, il miele, la pasta di mandorle e la purea di semi di zucca. Questo dovrebbe impiegare circa 7 minuti. Aggiungere l'albume e l'estratto di vaniglia. Sbattere finchè la consistenza è omogenea. In una ciotola a parte, mischiare i fiocchi d'avena, la farina, il sale, il bicarbonato di sodio e la polvere di cacao. Aggiungere lentamente 1/3 degli ingredient secchi all'impasto. Girare lentamente usando la mano. Non mischare in modo eccessivo. Continua ad aggiungere un 1/3, e finire aggiungendo l'ultimo 1/3. Usare un cucchiaio per creare delle palline con l'impasto da poggiare sulla carta fortno. Infornare per 10-12 minuti o finchè I lati sono leggermente Dorati.

Quantità per porzione:

Dosi per: 12 • Quantità per porzione: 97 g

Calorie 461

Grassi: 29.7 g, Colesterolo: 18mg

Sodio: 209mg, Potassio: 394mg

Carboidrati: 47.7 g, Zuccheri: 29.8 g

Proteine: 8.1g

Vitamina: A 11% • Vitamina: C 1% • Calcio: 6% • Ferro: 26%

22.   Pollo all'arancia e miele

Una tazza di succo d'arancia contiente 27.3 mg di calcio. Mentre un frutto medio ne contiene 65 mg. Uno studio pubblicato si una "ricerca nutrizionale" nell'Agosto del 2005, è stato trovato che l'assorbimento di calcio dal latte senza grassi e quello del succo d'arancia era praticamente lo stesso a 35 % e 36%, rispettivamente.

Ingredienti:

- 2 tazze di pollo, a cubetti
- 2 succhi d'arancia
- ¼ tazza di salsa di pesce
- 1/2 tazza di Miele
- 1 Cucchiaio di Aglio, tritato
- 1 cuchiaio di zenzero, tritato
- 1 Cucchiaio di sedano
- 1/8 cucchiaino di pepe
- 1 tazza di riso Jasmine

Preparazione:

In una padella, a media temperatura, unire il pollo, il miele, il succo d'arancia, la salsa di pesce, l'aglio, lo zenzero e il pepe. Cuocere e mischiare fino a che il pollo è ben cotto e la salsa è appiccicosa e luminosa, o per circa 20 minuti. Unire il sedano, girare e cuocere per un altro minuto prima di rimuovere dai fornelli. Mangiare con una ciotola di riso.

Quantità per porzione:

Dosi per: 4 • Quantità per porzione: 201 g

Calorie 343

Grassi: 0.1 g, Colesterolo: 0mg

Sodio: 1392mg, Potassio: 252mg

Carboidrati: 83.3g, Zuccheri: 44.1 g

Proteine: 5.1g

Vitamina: A 5% • Vitamina: C 83% • Calcio: 5% • Ferro: 11%

23.   Muffin Red velvet con semi di girasole

Una tazza di semi di girasole contiene 400 mg di calcio e anche proteine, fibre dietetiche e grassi mono-insaturi e polinsaturi. E' anche ricco di potassio, magnesio e selenio.

Ingredienti:

- 1/2 tazza i semi di girasole
- 1/4 tazza di Olio d'oliva
- 1 tazza di Miele
- 1 uovo
- 1 ¼ Cucchiaio di cacao in polvere
- 1 cucchiaino di colorante rosso per dolci
- 1 1/4 tazze di Farina
- 1/2 cucchiaino di Sale
- 1 cucchiaino di estratto di vaniglia
- 1/2 tazza di latte
- ½ Cucchiaio di aceto
- 2 Cucchiai di acqua
- 1/2 cucchiaino di succo di limone
- 1/2 cucchiaino di bicarbonate di sodio

Ghiaccia alla crema di formaggio:

- 115g di crema al formaggio

- 1/4 tazza di Olio d'oliva

- ¾ Cucchiaio di Stevia

- 1/2 cucchiaino di estratto di vaniglia

Preparazione:

Pre-riscaldare il forno a 180°C.

Posizionare il rivestimento sulla teglia da muffin.

Usare un frullatore, unire il miele e l'olio d'oliva. Aggiungere l'uovo e mischia bene. In una piccolo ciotola, unire il cacao in polvere e il colorante per cibo. Mischiare prima di trasferire il tutto nella ciotola che contiene olio d'oliva e il miscuglio di miele. Setacciare la farina e il sale. Trasferire nella ciotola e mischiare. Aggiungere la vaniglia, il latte, l'aceto, e l'acqua nella ciotola. In una ciotola a parte, unire e frullare il succo di limone, il bicarbonate prima di trasferire tutto in una ciotola con l'impasto. Versarlo negli stampini. Infornare per 25 minuti.

Per creare la ghiaccia alla crema di formaggio, unire tutti gli ingredienti e mescolare usando un mizer elettrico. Cospargere sui cupcakes raffreddati.

Quantità per porzione:

Dosi per: 6 • Quantità per porzione: 153 g

Calorie 526

Grassi: 25.2g, Colesterolo: 90 mg

Sodio: 496mg, Potassio: 151mg

Carboidrati: 71.2g, Zuccheri: 49.4 g

Proteine: 6.9g

Vitamina: A 15% • Vitamina: C 1 % • Calcio: 6% • Ferro: 11%

24. Crumble di mele e cannella

La cannella rallenta la rottura delle ossa e previene l'osteoporosi. Un cucchiaio di cannella contiene 78.2 mg di Calcio. La cannella è anche ricca di manganese e fibre.

Ingredienti:

- 6 mele a dadini
- 2/3 tazza di farina
- 2/3 tazza di Miele
- 1 cucchiaino di Sale
- 1 Cucchiaio di cannella
- 6 Cucchiai di Olio d'oliva
- 1 Cucchiaio di Olio d'oliva

Preparazione:

Pre-riscaldare il forno a 180°C e olioare una teglia 20x23 cm con olio d'oliva.

Posizionare le mele sulla teglia.

Per creare la superficie sbriciolata, in una ciotola media, aggiungere la farina, il miele,il sale e la cannella. Aggiungere l'olio d'oliva. Impastare usando le mani finchè l'impasto è sabbioso e friabile. Non mischiare troppo.

Quantità per porzione:

Dosi per: 8 • Quantità per porzione: 173 g

Calorie 248

Grassi: 10.7 g, Colesterolo: 23mg

Sodio: 356mg, Potassio: 176mg

Carboidrati: 39.4g, Zuccheri: 26.0g

Proteine:1.6 g

Vitamina: A 5% • Vitamina: C 17% • Calcio: 2% • Ferro: 7%

Posizionare il crumble, coprendola interamente. Infornare per 45 minuti, massimo 1 ora o finchè la superficie è dorata e le mele sono cotte completamente.

25.   L'insalata di pollo con i funghi con un condimento di semi di sesamo

I semi di sesame sono un'importante risorsa di magnesio, rame, calcio, fosforo, ferro, zinco, molibdeno e selenio. Un cucchiaio di semi di sesamo contiene 37 mg di calcio. Lo zinco aiuta ad aumentare la densità dei minerali nelle ossa.

Ingredienti:

- 1 Cucchiaio i semi di sesame tostati, macinati
- ½ tazza di filetto di petto di pollo, a cubetti
- 1 una testa di lattuga romana media
- 1 tazza di spinaci
- ¾ tazza di funghi Shiitake, tagliati a fette sottili
- 1/2 tazza di pomodori, tagliati
- 1 Cucchiaio di Cipolle, tagliate
- 1 Cucchiaio di Olio d'oliva
- Sale e pepe q.b.

Condimento per insalata

- ½ Cucchiaio di olio di sesamo
- ½ Cucchiaio d'Olio d'oliva
- ½ tazza di brodo Dashi

- 1/3 tazza di salsa di pesce
- 2 Cucchiai di Miele

Preparazione:

In una ciotola creare il condimento, mischiando l'olio di sesamo, l'olio d'oliva, il brodo dashi, la salsa di pesce e il miele.

In una ciotola media, mischiare le verdure.

Condire il pollo e i funghi shiitake con sale e pepe e soffriggere le cipolle in olio d'oliva a temperatura media. Cuocere finchè la cipolla è traslucida e il pollo è cotto interamente. Rimuovere dal fuoco e aggiungere l'insalata.

Spruzzare il condimento sull'insalata e buon appetito!

Quantità per porzione:

Dosi per: 2 • Quantità per porzione: 395 g

Calorie 371

Grassi: 21.5g, Colesterolo: 31mg

Sodio: 2580mg, Potassio: 710mg

Carboidrati: 32.5 g, Zuccheri: 17.8 g

Proteine: 16.9 g

Vitamina: A 36% • Vitamina: C 30% • Calcio: 13% • Ferro: 43%

26.   Roastbeef con sandwich di crescione

Il crescione viene considerate utile per pulire il sangue. Contiene più ferro degli spinaci, più vitamin C che altre arance, e più calcio che un bicchiere di latte. It can also inibire il materiale cancerogeno e contiene fitonutrienti che aiutano a prevenire le malattie.

Ingredienti:

- 90g di controfiletto di Lombata, tagliato finemente
- 1 cucchiaino di Olio d'oliva
- 1 grande cipolla bianca, tagliata ad anelli
- 1/8 cucchiaino di polvere di aglio
- Sale e pepe
- ¼ tazza di crescione
- 1 grande cipolla bianca, tagliata ad anelli.
- 1 panino francese
- 120g di Provolone, tagliato finemente

Preparazione:

Strofinare il roast beef con l'olio d'oliva e condire con la polvere d'aglio, sale e pepe. Tostare in forno 120°C per 10 minuti.

A calore medio, fare un sauté con cipolla e olio d'oliva finchè non diventa dorata. Condire con sale e pepe.

Tagliare a metà il pane francese. Posizionare il roast beef sul pane, fare degli strati di crescione, cipolla caramellata e poi il formaggio. Grigliare per 2 minuti finchè il formaggio inizia a sciogliersi. Servire e buon appetito!

Quantità per porzione:

Dosi per: 2 • Quantità per porzione: 214g

Calorie 281

Grassi: 17.6g, Colesterolo: 39mg

Sodio: 505mg, Potassio: 308mg

Carboidrati: 15.4g, Zuccheri: 6.7g

Proteine: 16.3g

Vitamina: A 11% • Vitamina: C 21% • Calcio: 46% • Ferro: 4%

27.   Pollo al curry con papaya verde

La papaya è ricca di vitamina C che aiuta a rimuovere i radicali liberi dal corpo, migliorare il sistema immunitario e e funziona come anti-infiammatorio. E' anche ricco di vitamina K che aiuta ad assorbire il calcio e riduce l'escrezione di calcio nelle urine.

Ingredienti:

- 500 g. di filetto di petto di pollo, tagliato a striscioline
- 2 tazze di papaya verde, tagliata a fette di 5cm
- 2 Cucchiai di polvere di Curry
- 2 Cucchiai di olio vegetale
- 1 Cipolla, tagliata finemente
- 2 Cucchiai di Aglio, tritato
- 1 Cucchiaio di zenzero
- 2 tazze di brodo di pollo
- 2 tazze di latte di cocco
- 1 tazza di riso Jasmine, cotto

Preparazione:

A fuoco medio, fare un sauté di aglio per farlo dorare, e di cipolla fino a che diventa traslucida. Aggiungere la polvere di curry e gettarla sul pollo. Cuocere finchè è marrone chiaro o per circa 5-7 minuti. Aggiungere la papaya, il brodo di pollo e il latte di cocco. Abbassare il calore e far cuocere a fuoco lento finchè la salsa è cremosa e spessa per circa 10 minuti. Condire con sale e pepe quanto basta. Si assapora bene con del riso

Quantità per porzione:

Dosi per: 6 • Quantità per porzione: 301 g

Calorie 519

Grassi: 30.4g, Colesterolo: 74mg

Sodio: 340mg, Potassio: 542mg

Carboidrati: 32.4 g, Zuccheri: 3.8g

Proteine: 30.1g

Vitamina: A 1% • Vitamina: C 8% • Calcio: 4% • Ferro: 21%

28.   Crema di pesce San Pietro con bietola svizzera

La bietola svizzera fornisce un supporto eccellente alle ossa grazie al calcio, magnesio e vitamin K. Vitamina K1 in particolare, previene un'eccessica attivazione di cellule osteoclaste, che sono responsabili per per la rottura delle ossa. Inoltre, batteri positivi nell'intestino convertono la vitamina K1 in vitamina K2, che attiva osteocalcina, le principali Proteine senza collagene nelle ossa.

Ingredienti:

- 1 Cucchiaio d'Olio d'oliva
- 2 Cucchiai d'aglio
- 4 filetti di pesce San Pietro
- 12 tazze di foglie svizzere di bietola, tagliati a pezzi di 5 cm
- 2 Cucchiai di succo di limone
- 2 Cucchiai d'Olio d'oliva
- 1/8 cucchiaino di Sale
- 1/8 cucchiaino di Pepe

Preparazione:

Condire leggermente il filetto di pesce con olio d'oliva, sale e pepe.

In una padella, a fuoco medio, fare un sauté con aglio in olio d'oliva fino ad essere dorato. Aggiungere la crema di filetto di pesce San Pietro e cuocere finchè è leggermente marroncino su entrambi i lati per circa 2 minuti. Aggiungere il succo di limone. Aggiungere la bietola svizzera e cuocere finchè si affloscia per circa 4 minuti. Condire con sale e pepe.

Quantità per porzione:

Dosi per: 2 • Quantità per porzione: 262g

Calorie 229

Grassi: 20.5 g, Colesterolo: 15mg

Sodio: 655mg, Potassio: 876mg

Carboidrati: 11.3g, Zuccheri: 2.8g

Proteine: 4.6g

Vitamina: A 268% • Vitamina: C 124% • Calcio: 13% • Ferro: 23%

29.   Kelp Noodles asiatici (di alghe marine) dolci

Le alghe assorbono molti nutrienti dall'ambiente che le circonda. Questo dimostra perchè è molto ricca di vitamine, oligoelementi, enzimi e minerali. Le alghe sono conosciute per avere più calcio del cavolo riccio e cavolo verde.

Ingredienti:

- 1 pacco di Kelp noodles, ammorbiditi lavandoli
- 1/4 di tamari senza glutine
- 1/2 tazza di brodo di verdure
- 1 Cucchiaio di aceto di riso di vino
- 1 Cucchiaio di olio di sesamo
- 1 Cucchiaio semi di sesamo
- 1 cucchiaino di grano saraceno
- 3 Cucchiai di Miele
- 1 piccola cipolla, a dadini
- ¼ tazza di sedano, tagliato
- 1 Cucchiaio d'aglio, tritato
- ¼ tazza di zenzero, sbucciato e grattuggiato
- ½ tazza di peperone verde, tagliato a fette sottili

- 1 tazza di crescione

- 1 /2 tazza di carote

- 1 tazza di funghi Shiitake, a fette

Preparazione:

Scaldare una wok a fuoco alto. Soffriggere aglio, cipolle, sedano e peperone per 3 minuti. Aggiungere zenzero, carote, crescione e funghi. Mischiare perchè le verdure sono tenere. Aggiungere il tamari, il brodo vegetale, grano saraceno, miele, l'aceto e l'olio di sesame. Mischiare bene. Abbassare la fiamma e contiuare a girare finchè la salsa si ispessisce o per circa 2 minuti. Unire i kelp noodles e spruzzare dei semi di sesamo. Mangiare caldo!

Quantità per porzione:

Dosi per: 3 • Quantità per porzione: 324 g

Calorie 256

Grassi: 7.5g, Colesterolo: 0mg

Sodio:1843 mg, Potassio: 512mg

Carboidrati: 43.3 g, Zuccheri: 18.0g

Proteine: 8.1g

Vitamina: A 80% • Vitamina: C 56% • Calcio: 24% • Ferro: 30%

30.   Torta alle Banane

La Banana è ricca di carboidrati chiati frutto-oligosaccaridi, che aumentano la produzione di enzimi digestivi e vitamine che assorbono importanti nutrient per il rinforzamento delle osse, come il calcio e il magnesio.

Ingredienti:

- 3 tazze di farina
- 2 2/3 tazze di melassa
- 1 tazza di Olio d'oliva
- 4 banane mature, schiacciate
- 1/4 tazza di latte
- 2 uova
- 1 cucchiaino di estratto di vaniglia

Preparazione:

Pre-riscaldare il forno a 180°C.

Mischiare il miele e l'olio d'oliva fino a che è mischiato bene. Schiacciare le banana usando un frullatore. Trasferire sull'olio d'oliva e il miscuglio di miele. In una piccolo ciotola, sbattere le uova. Versare nella ciotola. Mischiare tutti gli Ingredienti rimanenti. Mescolare bene finchè il miscuglio è spesso ma omogeneo. Versare il miscuglio nella padella rotunda di 23 cm di dia oliata . Infornare per 40 minuti.

Quantità per porzione:

Dosi per: 12 • Quantità per porzione: 175 g

Calorie 510

Grassi: 16.7g, Colesterolo: 28mg

Sodio: 41mg, Potassio: 1255mg

Carboidrati: 87.7 g, Zuccheri: 45.7g

Proteine: 4.8g

Vitamina: A 11% • Vitamina: C 6% • Calcio:17 % • Ferro: 28%

31. Tacchino con cavolo con salsa di noci

Una tazza di cavolo cotto ha 1,062 mg. di vitamina K, più del 1,300% della quantità giornaliera raccomandata. La vitamina K è importante per rimodellare le ossa sane. La vitamina K, insieme alla vitamina D, regola la produzione di osteoclasti.

Ingredienti:

- 450g di cavolo
- 300g. di Tacchino
- 1 Cucchiaio d'aglio, tagliato finemente
- 2 Cucchiai di Cipolla, tagliata
- 1 Cucchiaio di Olio d'oliva
- Sale q.b.

Salsa di noci:

- 1 petta di pane francese, senza crosta
- ½ tazza di latte
- 3 tazze di noci
- 2 Cucchiai di aglio, tritato
- 2 Cucchiai di Cipolla, tagliata a dadini finemente
- 1 Cucchiaio di paprika

- 1/4 cucchiaino di pepe Cayenne

- 2 tazze di brodo di tacchino

- Sale

Preparazione:

Bollire il tacchino per 2-3 ore a fuoco basso. Strizzare il brodo e mettere da parte. Stracciare il tacchino e mettere da parte.

Cuocere il cavolo a vapore finchè è tenero o per 10 minuti. Strizzare bene.

Per creare la salsa di noci, immergere il pane nel latte. Unire il pane alle noci, aglio, cipolla, sale, pepe cayenne, paprika e il brodo di pollo. Mischiare bene e unire a manciate in modo da far incorporare il tutto.

In una grande padella a fuoco medio, fare un sauté d'aglio in olio d'oliva finchè diventa dorato. Aggiungere il cavolo alla padella. Cuocere finchè le foglie sono ammorbidite o per circa 5 minuti. Aggiungere il tacchino. Girare per un pò. Trasferire in un piatto e versare la salsa di noci sopra. Buon appetito!

<u>Quantità per porzione:</u>

Dosi per: 10 • Quantità per porzione: 137 g

Calorie 340

Grassi: 25.5g, Colesterolo: 24mg

Sodio: 115mg, Potassio: 553mg

Carboidrati:12.5 g, Zuccheri: 1.3g

Proteine: 20.2 g

Vitamina: A 148 % • Vitamina: C 94% • Calcio: 11% •

Ferro:29 %

32.   Crepe di sciroppo d'acero e mirtilli

Come gli spinaci, le prugne e le mele, I mirtilli sono ricchi di bioflavonoidi e vitamina C. I loro colori scuri suggeriscono che contengono un'alta quantità di antiossidanti. Contengono anche un'alta quantità di calcio, e magnesio che aiuta l'assorbimento di Calcio e potassio nel corpo. Il fosforo aiuta a regolare il calcio e aiuta a costruire delle ossa forti e un corretto funzionamento delle ossa.

Ingredienti:

- 1/2 tazza di mirtilli
- 1 tazza di Farina
- 2 uova
- 1 tazza di latte
- 1/4 tazza di acqua
- 4 Cucchiai di Olio d'oliva
- 4 Cucchiai di sciroppo d'acero
- ½ tazza di Miele
- 1/8 cucchiaino di Sale

Preparazione:

Unire i mirtilli e lo sciroppo d'acero in una piccola pentola a fuoco medio. Rimuovere dal calore.

Mischiare le uova col sale. Aggiungere piano il miele e alternare on la farina. Mischiare bene. Unire il miele e l'olio d'oliva.

Oliare una padella di 20cm di diametro e posiziona sui fornelli a fuoco medio. Prendere ¼ tazza di impasto e posizionare nel mezzo della padella. Cospargere finemente con le mani con un movimento circolare. Usare una spatula per girare la crepe dall'altro lato, una volta che si crea una patina. Non cuocere troppo la crepe. Posizionare lo sciroppo d'acero e i mirtilli nel centro della crepe. Piegare a metà e posizionare in un luogo secco.

Quantità per porzione:

Dosi per: 4 • Quantità per porzione: 163 g

Calorie 330

Grassi: 15.3g, Colesterolo: 117mg

Sodio: 218mg, Potassio: 142mg

Carboidrati: 40.5g, Zuccheri: 14.9g

Proteine: 8.1g

Vitamina: A 10% • Vitamina: C 0% • Calcio: 11% • Ferro: 12%

33.   Zuppa di rape verdi

Le rape verdi sono piene di folati, antiossidanti e calcio.Il sapore notoriamente amaro è associate alla presenza di un'alta concetrazione di calcio, in diverse forme, come la cloride, il solfato di calcio, il lattato di calcio, il pectato di calcio e altre forme.

Ingredienti:

- 1 cucchiaino di olio vegetale
- 450g di salsiccia affumicata, finemente tagliata
- 4 Cucchiai di Cipolla, tagliata
- 5 tazze di brodo di pollo
- 2 lattine da 570g di rape verdi Turnip greens
- 2 lattine da 400g di fagioli Cannellini
- 1 pacco di zuppa di verdure miste
- 1 cucchiaino di salsa piccante di peperoncino
- 1 cucchiaino di polvere d'aglio
- Sale e pepe q.b.

Preparazione:

In una padella a fuoco medie, indorare le salsicce nell'olio vegetale. Aggiungere tutti gli ingredienti e cuocere a fuoco lento finchè il sapore desiderato è stato raggiunto o per circa 30 minuti. Servire caldi e buon appetito!

Quantità per porzione:

Dosi per: 12 • Quantità per porzione: 311 g

Calorie 400

Grassi: 12.5g, Colesterolo: 32mg

Sodio: 655mg, Potassio: 1414mg

Carboidrati:47.3 g, Zuccheri: 2.7g

Proteine: 26.5g

Vitamina: A 219% • Vitamina: C 100% • Calcio: 28% • Ferro: 40%

34.   Pane alle banana e noci datterine

I datteri marroni hanno un buon valore nutrizionale, e sono solitamente piene di fibre, vitamine e minerali. Ha una quantità molto bassa di calorie e zero colesterolo.

Ingredienti:

- 3 banane mature, schiacciate
- 1/2 tazza di datteri marroni, tagliate a piccolo pezzi
- 1/2 tazza di noci
- 2 tazze di Miele
- 3/4 tazza di Olio d'oliva
- 1½ tazze di Farina
- 3 uova
- 6 Cucchiai di latte
- 1 cucchiaino di estratto di vaniglia

Preparazione:

Pre-riscaldare il forno a 180°C.

Sbattere l'olio d'oliva e il miele finchè è tutto soffice. Aggiungere le uova e il latte. Aggiungere la farina e sbattere bene. Aggiungere la vaniglia, le banane, i datteri marroni e le noci. Mischiare finchè la consistenza è omogenea. Trasferire in una padella oliata e infornare per 1 ora.

Quantità per porzione:

Dosi per: 8 • Quantità per porzione: 186 g

Calorie 575

Grassi: 14.2g, Colesterolo: 108mg

Sodio: 152mg, Potassio: 332mg

Carboidrati: 87.9g, Zuccheri:63.3 g

Proteine:7.7 g

Vitamina: A 13% • Vitamina: C 7% • Calcio: 4% • Ferro: 10%

35. Sandwich veloce con burro di noccioline e uvetta alla cannella.

L'uvetta è una risorsa importante di boro, un micronutriente vitale per la formazione delle ossa e l'assorbimento efficiente di calcio. Il boro è particolarmente utile per prevenire l'osteoporosi tra le donne in menopausa ed è stato dimostrato che aiuta a prevenire le malattie delle ossa e delle articolazioni.

Ingredienti:

- 2 fette di pane integrale
- 1 1/2 Cucchiaio di burro di arachidi
- 1 cucchiaino di uvetta
- 1/8 cucchiaino di cannella

Preparazione:

In una piccola ciotola, unire tuti gli ingredienti e mischiare bene. Cospargere generosamente su una fetta di pane e buon appetito!

Quantità per porzione:

Dosi per: 1 • Quantità per porzione: 83 g

Calorie 289

Grassi:14.0g, Colesterolo: 0mg

Sodio: 375mg, Potassio: 319mg

Carboidrati: 30.5g, Zuccheri: 7.2g

Proteine: 13.3g

Vitamina: A 0% • Vitamina: C 0% • Calcio:7 % • Ferro: 21%

36.　Noodles di pollo soffritti on fichi

I fichi secchi hanno un'alta concetrazione di calcio, potassio, fibre e zucchero. Solo due fichi forniscono 55 mg du calcio salutare per le ossa, che risulta essere il 6% del fabbisogno giornaliero.

Ingredienti:

- 350 g. noodles all'uovo
- 300g. pollo a fettine
- 3/4 tazza di Cipolle, tagliate
- 1 Cucchiaio di cipolline
- 4 Cucchiai di Olio d'oliva
- 10 fichi secchi, tagliati grossolanamente
- 3/4 tazza di Miele
- 3 Cucchiai di succo di limone
- 2 Cucchiai di Aglio, tritato
- 1 cucchiaino di Sale
- 1 cucchiaino di Paprika

Preparazione:

Cuocere i noodles secondo le istruzioni sulla confezione. Scolare i noodles e mettere da parte.

In una grande padella, a fuoco medio, fare un sauté di cipolle in olio d'oliva finchè non diventano traslucide. Aggiugnere il pollo per farlo dorare. Aggiungere l'aglio, i fichi, il miele, il succo di limone, e il sale. Portare a bollore. Abbassare il fuoco, coprire con un coperchio e cuocere a fuoco lento per 20 minuti o finchè il miscuglio si ispessisce. Aggiungere il cipollotto e la paprika e poi girare. Aggiungere i noodles, girare e servire.

Quantità per porzione:

Dosi per: 10 • Quantità per porzione: 131 g

Calorie 264

Grassi: 6.7g, Colesterolo: 44mg

Sodio: 289mg, Potassio: 315mg

Carboidrati: 43.5g, Zuccheri: 30.6g

Proteine: 10.5g

Vitamina: A 5% • Vitamina: C 6% • Calcio: 5% • Ferro: 7%

37.   Avena con uvetta, noci e banane

L'avena è un ingrediente ideale per la colazione, perchè riempie e fornisce molti benefici. E' pieno di fibre e calcio. Una tazza di avena contiene 187.2 mg di Calcio.

Ingredienti:

- 1 1/2 tazza di fiocchi d'avena
- 1/8 cucchiaino di cannella
- 1 cucchiaino di uvetta
- 2 cucchiaini di noci tritate
- 1/2 tazza di Banane a fette
- 1 tazza di acqua
- 1 tazza di latte
- 2 Cucchiai di sciroppo d'acero

Preparazione:

Bollire l'avena in acqua e latte. Cuocere a fuoco lento e rigare spesso. Trasferire in una ciotola e aggiungere tutti gli ingrediente.

Quantità per porzione:

Dosi per: 4 • Quantità per porzione: 182 g

Calorie 200

Grassi: 4.1g, Colesterolo: 5mg

Sodio: 34mg, Potassio:247 mg

Carboidrati: 35.5g, Zuccheri: 11.8g

Proteine: 6.6g

Vitamina: A 1% • Vitamina: C 3% • Calcio: 10% • Ferro: 9%

38.   Frullato di fichi d'india con mele e fragole

I fichi d'india contengono un alta quantità di calcio. Ha molta vitamina C, B, magnesio, rame, fibre dietetica e potassio. I fichi d'india hanno un elevato contenuto di flavonoidi, i polifenoli e betalania.

Ingredienti:

- 1 tazza di fichi d'incia sbucciati
- 3 tazze di mele
- 1 tazza di fragole
- 1 tazza di yogurt bianco
- 1 tazza di ghiaccio

Preparazione:

Unire tutti gli Ingredienti in un mixer. Mischiare bene e trasferire in bicchieri freschi e servire!

Quantità per porzione:

Dosi per: 4 • Quantità per porzione: 179 g

Calorie 98

Grassi: 1.0g, Colesterolo: 4mg

Sodio: 44mg, Potassio: 286mg

Carboidrati:18.4 g, Zuccheri: 14.6g

Proteine:4.0 g

Vitamina: A 1% • Vitamina: C 46% • Calcio: 12% • Ferro:3%

39.   Insalata di albicocche e pollo

Le albicocche sono ricche di Ferro, Vitamina A, C, beta-carotene, e Potassio. La Vitamina K nelle albicocche migliorano la salute delle ossa oltre ad abbassare la probabilità di frattura di ossa. 60g di albicocche secche contengono 52 mg. di Calcio.

Ingredienti:

- 200g. di pollo a stracci
- 1 tazza di albicocche, a cubetti
- 1/2 tazza di noci Pecan
- 1 testa media di lattuga romana
- 3/4 tazza di patate, cotte al vapore e tagliate a cubetti
- Condimento
- 3/4 tazza di maionese
- 1/4 tazza di mostarda
- 2 Cucchiai di Miele

Preparazione:

Per creare il condimento, mischiare tutti gli Ingredienti.

In una ciotola, inserire tutte le verdure, l'albicocca e le noci pecan. Condire con il condimento e servire!

Quantità per porzione:

Dosi per: 6 • Quantità per porzione: 175 g

Calorie 250

Grassi:13.0 g, Colesterolo: 33mg

Sodio: 235mg, Potassio: 333mg

Carboidrati: 22.5g, Zuccheri:11.2 g

Proteine: 12.5g

Vitamina: A 12% • Vitamina: C 15% • Calcio: 5% • Ferro:

15%

40. Zuppa di cipolle cremosa

In una ricerca condotta all'università di Basilea, è stato osservato che la peptide GPCS nelle cipolle (γ-glutamyl-propenyl-cysteine solfossidi) riduce la rottura delle ossa dei ratti. L'alta quantità di zolfo nelle cipolle, influenza la formazione dei tessuti connettivi come la cartilagine e i tendini.

Ingredienti:

- 4 tazze di Cipolle
- 2 Cucchiai di Olio d'oliva
- 2 Cucchiai di Aglio
- 3 tazze di brodo di pollo
- 1 cubo di brodo di pollo
- 1 tazza di crema
- 3 Cucchiai di Farina
- 1 1/2 tazza di latte
- 1/4 tazza di formaggio cheddar, a stracci
- 1/8 cucchiaino di pepe

Preparazione:

Per creare la salsa bianca, in una padella, a fuoco medio, aggiungere olio d'oliva poi aggiungere la farina finchè si ispessisce. Versare lentamente il latte e la farina e girare costantemente finchè la pasta è spessa. Unire il gelato. Mettere da parte.

In una padella media, a temperatura media o bassa, cuocere l'aglio e le cipolle in olio d'oliva finchè il tutto si intenerisce. Mescolare frequentemente. Aggiungere il brodo di pollo, il cubo di brodo di pollo, e il pepe e mescolare di tanto in tanto.

Aggiungere la crema bianca e il formaggio cheddar al miscuglio delle cipolle. Far cuocere a fuoco lento il formaggio facendolo sciogliere e finchè tutti gli ingredient sono ben mescolati, girare di tanto in tanto. Abbassare la fiamma e cuocere per altri 30-45 minuti.

Quantità per porzione:

Dosi per: 6 • Quantità per porzione: 281 g

Calorie 151

Grassi: 6.5g, Colesterolo: 19mg

Sodio: 563mg, Potassio: 288mg

Carboidrati:16.0 g, Zuccheri: 7.3g

Proteine:7.4 g

Vitamina: A 3% • Vitamina: C 10 % • Calcio: 15% • Ferro: 4%

41.   Flan di Leche

Il consumo regolare di latticini è associato ad un basso tasso di osteoporosi e migliore salute per le ossa. Il latte contiene un'elevata quantità di fosfato che aumentano la ritenzione del calcio e il miglioramento della salute delle ossa.

Ingredienti:

- 1 tazza di sciroppo d'acero
- 7 uova
- 400g di latte condensato
- 380g. di latte in polvere

Preparazione:

 Imburrare I pirottini.

Mescolare il latte in polvere e quello condensato in una ciotola finchè non si combinano interamente. Sbattere le uova in un miscuglio, tutte insieme. Il miscuglio ottenuto dovrebbe essere leggere, soffice e cremoso. Aggiungere 1 cucchiaino di estratto di vaniglia. Versare nei pirottini. Refrigerare e servire fresco.

<u>Quantità per porzione:</u>

Dosi per: 8 • Quantità per porzione: 144 g

Calorie 310

Grassi: 11.8g, Colesterolo: 174mg

Sodio: 168mg, Potassio: 381mg

Carboidrati: 40.6g, Zuccheri: 40.6g

Proteine: 12.0g

Vitamina: A 9% • Vitamina: C 4% • Calcio: 29% • Ferro: 5%

42.   Pancake di mirtilli e yogurt

Una tazza di yogurt contiene il 42% della quantità giornaliera raccomandata di calcio. Lo yogurt è un'eccellente risorsa di calcio, vitamine B2, B12, potassio e magnesio. E' ricco di probiotici che migliorano il Sistema immunitario.

Ingredienti:

- 1 ½ tazze di farina 00
- 2 Cucchiai di Miele
- 120 ml di Yogurt bianco a basso contenuto di grassi
- 1 tazza di mirtilli, congelato
- 2 cucchiaini di lievito in polvere
- ½ cucchiaino di bicarbonato di sodio
- ½ cucchiaino di sale
- 1 ½ tazze di latte
- 2 Cucchiai di Olio d'oliva
- 2 uova

Preparazione:

In una grande ciotola, unire e sbattere la farina, il lievito in polvere, bicarbonato di sodio e sale. In una ciotola a parte, unire e mischiare il latte, le uova, lo yogurt, l'olio d'oliva e olio da cottura. Unire con la farina e il miscuglio di lievito in polvere. Mischiare bene finchè l'impasto è uniforme. Aggiungere le come. Su una griglia, a fuoco medio, scaldare l'olio. Mischiare l'impasto prima di prelevarne un pò da poggiare su una griglia. Friggere l'impasto finchè non diventa dorato, o per 2 minuti, poi girare dall'altro lato. Togliere i pancake dalla griglia e trasferire su un piatto.

Quantità per porzione:

Dosi per: 4 • Quantità per porzione: 214 g

Calorie 344

Grassi: 10.4 g, Colesterolo: 105mg

Sodio: 568mg, Potassio: 414mg

Carboidrati: 52.9g, Zuccheri:14.0 g

Proteine: 11.0g

Vitamina: A 6% • Vitamina: C 10% • Calcio: 24% • Ferro: 18%

43.   Vaniglia con semi di chia

I semi di chia contengono quasi la stessa quantità di calcio di una tazza di latte. Sono ricchi di acidi grassi omega-3 che aiutano a diminuire il rischio di malattie cardiache e infarto. Contiene anche una grande quantità di fibre dietetiche.

Ingredienti:

- ½ tazza di latte di mandorle
- 2 Cucchiai di Miele
- 1 Cucchiaio di cacao in polvere
- 1 Cucchiaio di semi di chia
- 1 tazza di ghiaccio
- 1 Cucchiaio di estratto di vaniglia
- Panna montata per guarnire

Preparazione:

Bollire il late con la vaniglia 115g di acqua. Far raffreddare.

Trasferire inun mixer insieme agli ingredienti rimanenenti.

Trasferire in un bicchiere fresco e buon appetito!

Quantità per porzione:

 Dosi per: 2 • Quantità per porzione: 84 g

Calorie 209

Grassi: 14.8g, Colesterolo: 0mg

Sodio: 10mg, Potassio: 237mg

Carboidrati: 17.6g, Zuccheri:14.9 g

Proteine: 1.9g

Vitamina: A 0% • Vitamina: C 3% • Calcio: 1% • Ferro:8 %

44.   Insalata di Salmone affumicato salad con l'aneto

- 1 tazza di salmone affumicato, tagliato a fette
- 1 cucchiaino di succo di limone
- 2 Cucchiai di Olio d'oliva
- 1 Cucchiaio di aneto
- 2 teste di lattuga romana

Preparazione:

In una ciotola media, mischiare l'aneto, il succo di limone e l'olio d'oliva. Aggiungere il salmone affumicare e mischiare finchè il salmone è completamente coperto dek miscuglio di olio d'oliva. Aggiungere la lattuga romana, mischiare e buon appetito!

Quantità per porzione:

 Dosi per: 2 • Quantità per porzione: 343 g

Calorie 169

Grassi: 14.7g, Colesterolo:0 mg

Sodio: 21mg, Potassio: 511mg

Carboidrati: 10.6g, Zuccheri: 3.3g

Proteine: 1.8g

Vitamina: A 2% • Vitamina: C 28% • Calcio: 3% • Ferro: 53%

45.   Insalata di aringhe vegetariana

Le aringhe sono ricche di Vitamine D, B-12, acidi grassi omega 3, zinco e calcio. Una porzione di aringhe contiene 110 mg. di calcio. Le proteine nelle aringhe, promuovono la riparazione dei muscoli e lo sviluppo degli stessi. Il calcio fornisce migliore salute delle ossa.

Ingredienti:

- 2 filetti di aringhe
- 1 Cucchiaio di vino bianco
- ¼ tazza di anelli di cipolla
- 1/8 cucchiaino di Sale
- 1/8 cucchiaino di pepe
- 1 grande carota grattuggiata
- ¼ tazza di succo di limone
- ½ cucchiaino di aneto, tagliato finemente
- 2 foglie di alloro
- 1 Cucchiaio di aceto di vino bianco
- 1 pacco di insalata mista
- 1 Cucchiaio di Olio d'oliva

Preparazione:

In una ciotola, posizionare le carote col limone e l'aceto di vino bianco. Aggiungere l'aneto e condire con sale e pepe.

Condire le aringhe con sale e pepe.

In una padella media, a fuoco medio, aggiungere olio d'oliva, cipolla e l'alloro. Aggiungere le aringhe. Cuocere per 1 ½ minuto su ogni lato. Posizionare sull'insalata. Spruzzare l'insalata col miscuglio di carote in cima.

Quantità per porzione:

Dosi per: 4 • Quantità per porzione: 189 g

Calorie 208

Grassi: 8.5g, Colesterolo: 55mg

Sodio: 196mg, Potassio: 514mg

Carboidrati: 12.0g, Zuccheri:3.7 g

Proteine:18.8 g

Vitamina: A 121% • Vitamina: C 19% • Calcio: 8% • Ferro:10 %

ULTERIORI TITOLI DELL'AUTORE

70 Ricette efficaci per risolvere il problema di essere sovrappeso: brucia I grassi in modo rapido con un'alimentazione intelligente e una giusta dieta

Di

Joe Correa CSN

48 ricette che risolvono il problema dell'acne: Il percorso rapido e natural per aggiustare il tuo problema di acne in meno di 10 giorni!

Di

Joe Correa CSN

41 Ricette per pasti che prevengono l'Alzheimer: riduci o elimina il tuo Alzheimer in 30 giorni!

Di

Joe Correa CSN

70 ricette efficaci per il cancro al seno: Previeni e combatti il cancro con un'alimentazione intelligente e cibi nutrienti

Di

Joe Correa CSN

www.ingramcontent.com/pod-product-compliance
Lightning Source LLC
Chambersburg PA
CBHW051029030426
42336CB00015B/2793